**Smith Leyva González**

**PLASMA RICO EN PLAQUETAS**

Smith Leyva González

# PLASMA RICO EN PLAQUETAS

## Resultados del tratamiento en pacientes con úlceras flebostáticas

Editorial Académica Española

**Imprint**
Any brand names and product names mentioned in this book are subject to trademark, brand or patent protection and are trademarks or registered trademarks of their respective holders. The use of brand names, product names, common names, trade names, product descriptions etc. even without a particular marking in this work is in no way to be construed to mean that such names may be regarded as unrestricted in respect of trademark and brand protection legislation and could thus be used by anyone.

Cover image: www.ingimage.com

Publisher:
Editorial Académica Española
is a trademark of
Dodo Books Indian Ocean Ltd. and OmniScriptum S.R.L publishing group

120 High Road, East Finchley, London, N2 9ED, United Kingdom
Str. Armeneasca 28/1, office 1, Chisinau MD-2012, Republic of Moldova, Europe
Printed at: see last page
**ISBN: 978-620-2-11318-2**

# PLASMA RICO EN PLAQUETAS

# RESULTADOS DEL TRATAMIENTO EN PACIENTES CON ÚLCERAS FLEBOSTÁTICAS

AUTOR: DR. SMITH LEYVA GONZÁLEZ.

## PENSAMIENTO

*"La ulceración está representada como un importante reto en el tratamiento de pacientes a nivel mundial. La angiología y cirugía vascular, deben enfrentar este reto y disminuir sus índices de prevalencia".*

Organización Panamericana de la Salud.

## DEDICATORIA

*A mis padres por su dedicación y amor en el proceso de crecimiento de mi vida, su guía incondicional en el camino elegido, por estar siempre a mi lado, brindándome ayuda, confianza y dedicación en todo momento.*

*A mis profesores y compañeros de estudios, los que contribuyeron a mi crecimiento profesional constante.*

## AGRADECIMIENTOS

*A todas aquellas personas que contribuyeron con el desarrollo exitoso de esta investigación.*

*A mi tutora, por su entrega en el proceso investigativo de la especialización.*

*A todos los pacientes que brindaron consentimiento informado para aportar en el estudio, porque sin ellos, no hubiese sido posible la realización de esta investigación.*

# ÍNDICE

# RESUMEN

Se realizó un estudio descriptivo, transversal y prospectivo, con el objetivo de evaluar los resultados del tratamiento con plasma rico en plaquetas en úlceras flebostáticas atendidos en la Sala de Angiología del Hospital Clínico Quirúrgico "Lucía Iñiguez Landín" de Holguín, así como de los pacientes que han sido remitidos para la consulta externa del hospital y de procedencia tanto de la provincia Holguín como de provincias aledañas durante el período comprendido entre septiembre de 2017 a agosto de 2019. El universo estuvo constituido por la totalidad de pacientes con úlceras flebostáticas y que sean atendidos en el Hospital Clínico Quirúrgico "Lucía Iñiguez Landín" durante el periodo de estudio. La muestra estuvo conformada por 25 pacientes atendidos con plasma rico en plaquetas en la patología descrita previo consentimiento informado. Las fuentes de obtención de información estuvieron dadas por la revisión de historia clínica individual de los pacientes mediante análisis documental a los que se les aplicó el tratamiento. Esto junto al análisis-síntesis y la inducción-deducción permitió el análisis de la información contenida en la ficha de recolección de datos aunado a la estadística descriptiva. La evaluación determinó que prevaleció el paciente de media vida, sexo femenino, y conmorbilidad por hipertensión, tabaquismo y obesidad. El tiempo de inicio de reducción de la lesión fue entre 30 a 60 días aproximadamente, con un cierre de entre el 61 al 100%. La eficacia del tratamiento se corroboró en gran medida al constatar que los pacientes no mostraron complicaciones o efectos adversos dependientes del tratamiento y tampoco recidivas.

## INTRODUCCIÓN

Las úlceras venosas o flebostáticas como también son llamadas, se definen como: Una solución de continuidad de la cobertura cutánea con pérdida de sustancia, que expone los tejidos subyacentes hasta una profundidad variable. Se relacionan etiológicamente con una patología venosa determinante de hipertensión ambulatoria en los miembros inferiores, con escasa tendencia a la cicatrización espontánea, de evolución crónica y con alta tendencia a la recidiva.

Estas úlceras constituyen una enfermedad frecuente y un grave problema de salud pública en todo el mundo. - Se informa en diferentes estudios que entre el 1 y el 4% de la población padecen o han padecido en alguna ocasión una ulceración de carácter crónico en las extremidades inferiores; de las cuales el 80-90% son el resultado de la insuficiencia venosa crónica (IVC).

La Unión Internacional de Flebología desarrolló una clasificación de la IVC sobre la base de los hallazgos clínicos (C), la etiología (E), la distribución anatómica (A) y la disfunción fisiopatológica (P), conocida como la Clasificación CEAP. La clasificación clínica de esta enfermedad se basa en si es asintomática o sintomática, en términos de la gravedad ascendente de los signos de la misma; donde los dos últimos estadios son los característicos de las úlceras.

Así se tiene que en el estadio C0 no se observan signos visibles o palpables, en el C1 aparecen telangiectasias o venas reticulares, en el C2 se visualizan venas varicosas, en el C3 aparece el edema, en el C4 hay cambios cutáneos como la lipodermatoesclerosis, en el C5 la ulceración curada y en la C6 la ulceración activa.

Según la etiopatogenia las úlceras venosas pueden ser: primarias cuando se desarrollan espontáneamente como consecuencia de la hipertensión venosa; y secundarias cuando tienen una causa identificable subyacente (como la trombosis o el trauma).

A pesar del amplio conocimiento sobre esta enfermedad y de la variedad de tratamientos existentes, las úlceras flebostáticas son las más comunes en la población adulta. El 75% de los pacientes que padecen de úlceras venosas se encuentran en edad laboral y pueden estar incapacitados de asistir al trabajo, de ahí, el significativo impacto social que tienen puesto que las personas con estas lesiones precisan con frecuencia de cuidados de profesionales de la salud, de hospitalizaciones con estadías hospitalarias prolongadas, lo que ocasiona innumerables faltas al trabajo, jubilaciones anticipadas; 7,5 años antes de la edad establecida como promedio internacional; y perjuicios económicos al paciente y al estado.

Se estima que el costo total anual del tratamiento de esta enfermedad corresponde al 1% del presupuesto sanitario en los países del oeste europeo; sin embargo, en los países occidentales el mismo se incrementa hasta el 3%.

Por ello a nivel mundial, las úlceras flebostáticas afectan aproximadamente del 1 al 3% de la población adulta; sin embargo, este porcentaje desciende entre 0,1-0,5 % cuando se refiere solo a la prevalencia de pacientes que se encuentran con úlceras abiertas; cifra que aumenta con la edad, de hecho, se registra una mayor prevalencia en los mayores de 60 años.

El 72% de las personas se vuelven portadoras de su primera úlcera a los 60 años; el 22% a los 40 años y el 13% antes de los 30; con elevada frecuencia en el sexo femenino; afecta a 1 de cada 5 mujeres y a 1 de cada 10 hombres.

Las úlceras suelen presentarse sobre la región inferior e interna de las extremidades inferiores, asociadas o no a dilataciones varicosas, con cambios en la coloración y la textura de la piel previos a la aparición de la úlcera. Son consideradas únicas, de contornos irregulares, de bordes eritematoso o violáceos en declive, pueden tornarse pálidas, endurecidas e hipertróficas, donde la base puede estar recubierta por una costra o exudado amarillento. Su localización usual es en la cara interna, específicamente en el tercio inferior de la pierna con una progresión lenta hasta alcanzar diversos tamaños; son indolora en la mayoría de los casos, aunque se plantea que ante la presencia de infección pueden doler.

El tratamiento más eficaz se busca a través de un conjunto de medidas, como es el proceder convencional, que incluye el descanso con los miembros inferiores elevados para obtener reposo venoso; una dieta hiposódica, curas diarias con soluciones de suero fisiológico, una desbridación adecuada de las úlceras y el vendaje de la zona afectada para evitar su exposición ambiental.

Para cubrir las úlceras existen apósitos convencionales (gasa, gasa humedecida con solución salina, gasa de vaselina sólida estéril, etc.) y apósitos especiales (hidrocoloides, alginatos, hidrogeles, películas de poliuretano permeables al vapor de agua, hidropolímeros de poliuretano, hidrocelulares semipermeables, carbón activado, colágeno y colágeno heterólogo liofilizado, silicona y dextranómeros). La regla general es mantener la úlcera y la piel periulcerosa protegida del aire, seca protegida de la maceración.

Es conocido que muchas úlceras flebostáticas de la pierna se encuentran colonizadas por bacterias o muestran señales de infección clínica, lo que constituye una causa de la curación tardía. Se usan dos estrategias principales para prevenirla y tratarla: los antibióticos de uso sistémico y las preparaciones tópicas, pero se aconseja que previamente se realice una limpieza con soluciones antisépticas o con suero isiologico.

Múltiples son los antisépticos empleados en el tratamiento de esta enfermedad entre los que se encuentran el yodo cadexomer, yodo povidona, y las preparaciones basadas en: peróxido de hidrógeno, miel y plata.

Otras alternativas de tratamientos se basan en el uso de corrientes de baja intensidad como la Microcurrent Electric Neuromuscular Stimulation (MENS, siglas en inglés), que según algunas investigaciones tiene efectos beneficiosos sobre el proceso del dolor y cicatrización de diferentes tejidos, así como, que posee acción bactericida y mejora la formación y liberación del factor de crecimiento endotelial vascular. Guarda y otros, evalúan los efectos de la microcorriente sobre las úlceras venosas y encuentran que después de cuatro semanas de tratamiento los pacientes tratados con este proceder mostraron una mejora significativa del dolor y una disminución del área de las úlceras.

A pesar de estos resultados las Guías de las Prácticas Clínicas de la Sociedad de Cirugía Vascular y el Foro Venoso Americano no recomiendan el uso de esta terapia para el tratamiento de las úlceras venosas por cuanto existe limitada evidencia teórica, preclínica y clínica que soporte su uso.

Otras terapias están basadas en el uso del láser, ya que tiene un efecto bioestimulador a través de diferentes mecanismos tales como: la hiperpolarización a nivel de la membrana celular, la aceleración de los procesos metabólicos y el incremento del intercambio de sustancias nutritivas, lo que contribuye a fortalecer la acción de las células del sistema inmune; además de poseer acción antibacteriana y antiedematosa. Su efecto fotoquímico produce una vasodilatación capilar y arteriolar al actuar directamente sobre el esfínter precapilar, lo que favorece el aumento de nutrientes y de oxígeno.

Otro proceder utilizado en el tratamiento de las úlceras venosas es la escleroterapia con espuma, la cual se realiza sin necesidad de anestesia ni de reposo absoluto, ofrece mejores resultados que las técnicas convencionales, y además, permite tratar a los pacientes con úlceras abiertas, incluso con infecciones activas.

Pero a pesar de todos los tratamientos revisados, si recordamos la fisiopatología de las úlceras venosas esto lleva, como primer elemento de referencia a concluir que las úlceras por hipertensión venosa son susceptibles de un tratamiento quirúrgico con pretensión curativa o al menos paliativa. Se plantea que el tratamiento quirúrgico está determinado por la etiología y el mismo incluye injertos libres de piel, resección del sistema superficial, ligadura de perforantes (incluso por vía endoscópica), fasciotomía paratibial, reemplazos valvulares mediante autotrasplantes etc., sin embargo, ningún estudio avala la cirugía para evitar la recurrencia.

La terapia operatoria ha evolucionado hacia una cirugía venosa superficial para reducir la hipertensión venosa ya que existen fuertes evidencias de que la misma es eliminada con la remoción o ablación de los segmentos venosos incompetentes. La disrupción de los procesos fisiopatológicos venosos por la extirpación de la vena safena interna propicia tanto la disminución de la tasa clínica de recidiva, como la reversión del reflujo venoso profundo, lo cual produce una alta tasa de curación en los pacientes con úlceras venosas, similares resultados son obtenidos también después de la ablación de la vena safena interna.

La corrección quirúrgica del reflujo venoso superficial se recomienda como prioritaria en los pacientes con úlceras venosas e incompetencia venosa superficial, ya que forma parte importante en el manejo de estos pacientes. De ser posible, la misma deber ser efectuada por ablación con láser, radiofrecuencia, ligadura del cayado de la safena, sección safeno-femoral y stripping o mediante escleroterapia eco-guiada. Se recomienda que la misma deba reservarse para aquellos pacientes en los que, a pesar de un buen manejo médico y compresivo, la lesión no mejora o mejora parcialmente, o donde ha cicatrizado la herida, pero la recurrencia se presenta en un tiempo muy corto.

Los criterios de cirugía de primera elección son para los pacientes menores de 50 años de edad con etiología muy clara en las perforantes o reflujos safenos importantes ya que las expectativas de curación son más altas. En segundo lugar, considerar para la cirugía al paciente con úlceras muy grandes cuando va a necesitar de injertos múltiples de piel 12 y para aquellos pacientes, en los que a pesar de un buen manejo médico y compresivo, la lesión no mejora o mejora parcialmente.

F. Mauck K y otros, en una revisión sistemática y metaanálisis realizado sobre intervenciones quirúrgicas vs. terapia conservativa para úlceras venosas encuentran en los ensayos clínicos controlados aleatorizados, que cuando se compara la cirugía abierta en el sistema venoso superficial con la compresión sola en las úlceras venosas, en cuanto a resultados de curación y tiempo de curación respectivamente, no hay diferencias significativas entre ambos, pero si concluyen que la intervención quirúrgica produce menos recurrencias de las úlceras.

Estos mismos autores19 observan que cuando se compara la compresión sola con la compresión combinada con la cirugía del sistema venoso superficial para el tratamiento de la úlcera venosa crónica, concluyen que el método combinado no mejora la cicatrización de las úlceras (89 % vs. 93 %); sin embargo, sí reducía la recurrencia a cuatro años (51 % vs. 27 %) lo que se traduce en una mayor proporción de tiempo libre de úlceras (78 % vs. 71 %).

Los resultados del ensayo clínico controlado y aleatorizado realizado en el Reino Unido confirman que la ligadura convencional del sistema venoso superficial y stripping, además en adición el vendaje compresivo, reduce significativamente la repetición de la ulceración venosa después de sanar.

Hay que mencionar a la cirugía endoscópica subfascial de las venas perforantes como otra técnica quirúrgica que se utiliza como parte del tratamiento para la insuficiencia crónica grave. Las venas perforantes incompetentes se ligan mediante un procedimiento endoscópico con una incisión próxima a la úlcera en la piel sana.

En una revisión sistemática de los resultados de este proceder quirúrgico que reunía a los pacientes de un ensayo clínico aleatorizado y 19 series de casos (1 140 miembros tratados), se encontró que las úlceras cicatrizaron en el 88% de las extremidades tratadas con cirugía, con un tiempo de cicatrización entre 30 a 60 días; una tasa de recurrencia de la úlcera de 13% y el tiempo para la misma fue de 21 meses.

Las técnicas endovasculares son otro tipo de proceder quirúrgico empleado, muy populares en las enfermedades venosas y con uso creciente en las úlceras venosas. Estos procedimientos mínimamente invasivos involucran la aplicación de dúplex guiado donde la energía térmica dirigida dentro de las venas superficiales incompetente provoca que el colágeno se contraiga y el endotelio se denude; por lo que la oclusión de la vena es causada por el aumento del espesor de su pared y su fibrosis, dirigiéndose el retorno de la sangre de la pierna a través de las venas superficiales y profundas saludables.

Otros autores comparan la cirugía endovascular en el sistema venoso superficial con la compresión sola, observan que el tiempo de curación es menor y que menos pacientes presentan recurrencia de las úlceras al año siguiente del tratamiento con los procederes endovasculares; cuando comparan la terapéutica endovascular con la cirugía abierta no encuentran diferencias significativas en cuanto al tiempo de recurrencia.

Pero a pesar de la gran variedad de tratamientos descritos y empleados en esta enfermedad, las evidencias científicas apuntan hacia las terapias compresivas como de primera línea, asociadas en la mayoría de los casos a otros tipos de tratamientos del gran arsenal existente en la terapia de dicha entidad. Dicha compresión se logrará mediante el uso de un vendaje o una media apropiada para tal fin, que ejerzan una presión externa gradual y mantenida sobre la extremidad afectada.

Independientemente de la clínica y a terapéutica aplicada en los casos a nivel nacional de los que se han encontrado pobres estudios de evaluación, así como los determinados por observación en estos tres años de experiencia en el Servicio de Angiología y Cirugía Vascular del Hospital Clínico Quirúrgico "Lucía Íñiguez Landín" de Holguín, el autor en entrevista inicial con los especialistas y en contrastación con la oficina estadística no pudo encontrar hallazgos determinantes que emitan una evaluación del tratamiento con plasma rico en plaquetas como alternativa real que se aplica a esta patología.

El poder aplicar esta terapia en nuestro servicio en las úlceras flebostáticas fue lo que motivó la realización del presente estudio, para así conocer y/o determinar los resultados de tratamiento de estos enfermos, acorde al tipo de úlcera, además de identificar las reacciones adversas presentadas con la administración de este medicamento en aras de brindar un mejor servicio a estos pacientes y contribuir a su calidad de vida, pretendiendo dar respuesta al siguiente problema científico: ¿Cuáles serán los resultados de la aplicación del plasma rico en plaquetas en el tratamiento de pacientes con ulceras flebostáticas?

# CAPÍTULO I
# MARCO TEÓRICO

**Úlceras flebostáticas. Etiología y diagnóstico.**

La úlcera venosa se define como la pérdida de la integridad cutánea debida a una incompetencia del sistema venoso. La lesión se localiza sobre piel dañada previamente por una dermatitis secundaria. Es la complicación más importante en la evolución de la insuficiencia venosa crónica. Las úlceras flebostáticas representan el estadio más avanzado de esta entidad en opinión de Allué Gracia MA, y colaboradores.

El origen de una úlcera flebostática es la hipertensión venosa (HTV) mantenida, bien por un fallo valvular o de la bomba muscular. La HTV se transmite a la microcirculación cutánea con alteración de la permeabilidad de la misma y extravasación de macromoléculas y hematíes causantes de la dermatitis ocre. Esta extravasación es el estímulo inicial inflamatorio con liberación de factores de crecimiento y citoquinas, que ocasionarán la activación, adhesión y final migración leucocitaria al intersticio. Estos leucocitos activados liberarán diversas sustancias lesionales, que unido a la disminución de la síntesis de colágeno ocasiona la atrofia blanca y alteración de la cicatrización.

En cuanto a la epidemiología las úlceras flebostáticas son las úlceras de etiología isquémica (UEI) más prevalentes, entre 75 y 80% de los casos. La incidencia se sitúa entre 2 y 5 casos nuevos por mil personas y año.

Entre los factores de riesgo determinados con regularidad por la comunidad angiológica y de cirugía vascular internacional están:

- Edad: mayor frecuencia a partir de los 40 años.
- Sexo: mayor riesgo tromboembólico en mujeres.
- Tromboembolismo previo: mayor riesgo de padecer nuevos.
- Paridad: aumenta con el número de partos.
- Obesidad: mayor peso dificulta el retorno venoso.
- Inmovilidad: favorece el éstasis venoso.
- Ocupación: ortostatismo y sedestación prolongada.

Se recomienda establecer el diagnóstico clínico inicial en presencia de los siguientes signos y síntomas:

- Localización: zona lateral interna del tercio distal de la pierna.
- Morfología: redonda/ oval, irregular tamaño variable.
- Bordes: excavados, mal delimitados, superficiales.
- Lecho ulceral: predominio de tejido de granulación, altamente exudativo.
- Tejido periulceral: con alteraciones cutáneas previas como dermatitis ocre, hiperqueratosis, atrofia blanca, hiperpigmentación.
- Expresión de dolor baja excepto en presencia de infección.

- Pulsos tibiales: positivos.
- Indice tobillo/brazo (IT/B): mayor a 0,75.

El diagnóstico se completará con la realización del IT/B como método no invasivo de elección, así como con el estudio hemodinámico mediante Eco-Doppler y análisis espectral del flujo venoso, no considerándose la Plestimografía en la clínica habitual.

**Tratamiento y terapia de la úlcera flebostática.**

En opinión de Ochaita L, Imedio L. y de Marinello Roura J. dos aspectos fundamentales a tener en cuenta en el tratamiento de la úlcera flebostática por éstasis venoso son:

- Su evolución tórpida e insidiosa por lo que su curación puede alargarse en el tiempo,
- Gran tendencia a recidivar sin las medidas de prevención adecuadas.

Junto al tratamiento local es necesario incidir en:

- Detección y corrección de factores de riesgo.
- Educación sanitaria orientada a mejorar la circulación de retorno.

Además se deben determinar cuidados específicos de la úlcera flebostática que incluyen:

- Cuidados locales similares a los descritos en los cuidados comunes pero con algunas características específicas destacables.
- Piel perilesional altamente sensible por exposición al abundante exudado por lo que debe considerarse la utilización de productos barrera para evitar posibles maceraciones.
- Hidratación mediante AGHO, vaselina, pomada corticoide tópica cuando existen descamaciones, prurito, dermatitis, etc.

La Terapia Comprensiva ha acreditado ser una estrategia terapéutica eficaz para reducir el edema y acrecentar el flujo de retorno venoso de la extremidad, por tanto acorta el proceso de cicatrización de la úlcera. Se recomienda el sistema MULTICAPA, que proporciona las presiones idóneas para el correcto retorno venoso (40 mmHg en el tobillo y 17 mmHg bajo la rodilla) y son efectivas tanto en reposo como en movimiento. El vendaje puede mantenerse durante 1 semana siempre que sea tolerado por el paciente, ya que mantiene las presiones terapéuticas destaca la Sociedad Argentina de Dermatología.

O'Meara y colaboradores en su artículo de revisión sobre antibióticos y antisépticos para úlceras venosas de la pierna, donde incluyen 4 486 participantes de 45 ensayos clínicos controlados y aleatorizados, encuentran que los pacientes sanaron más cuando se les aplicó sobre la úlcera yodo cadexomer y preparaciones basadas en peróxido de hidrógeno comparado con el cuidado normal. El uso de yodo povidone comparado con los hidrocoloides, las preparaciones de espuma y el factor de crecimiento no arrojó diferencias entre los grupos para la curación completa. El tiempo transcurrido para esta curación cuando las curas se realizaron con preparaciones basadas en miel y las basadas en plata, no tuvo diferencias en la comparación de los cuidados convencionales/placebo.

En el Instituto de Angiología y Cirugía Vascular para las curas de las úlceras flebostáticas se utiliza el yodo povidone siempre y cuando el paciente no sea alérgico, con buenos resultados. En cuanto a los antibióticos sistémicos, en la actualidad no existe evidencia que apoye su uso rutinario para promover la curación de úlceras venosas de la pierna según Sosa Vázquez OR. Debido al incremento de cepas bacterianas multirresistentes a disímiles antibióticos solo deben usarse las preparaciones antibacterianas en los casos de infección clínica.

En la terapia farmacológica se utilizan principalmente los flebotónicos, flavonoides y sustancias no benzopirónicas que regulan la permeabilidad capilar. Para úlceras venosas de gran tamaño y larga duración se recomienda el tratamiento con pentoxifilina o fracción flavonoide micronizada purficada.[2] En el Instituto de Angiología se siguen iguales pautas de tratamiento.

Otro medicamento que es beneficioso en el tratamiento de esta enfermedad es el Levamisol ya que la mayoría de los pacientes en los que se probó tuvo una respuesta positiva en la cicatrización de las úlceras cuando se comparó con el placebo donde la proporción de riesgo (PR) fue igual a 1,31 (IC 95%: 1,06-1,62).

En la curación de las úlceras flebostáticas se recomiendan presiones mayores o iguales a 40 mmHg, sin embargo, es posible que las presiones de reposo no sean adecuadas si son mayores de esta cifra en pacientes de edad avanzada que se encuentran en un estado delicado apunta Samuel N, Carradice D, Wallace T, Smith GE, Chetter IC.

En el primer Consenso Latinoamericano de Úlceras Venosas se plantea que la terapia de compresión demostró mejorar los índices de cicatrización de las úlceras flebostáticas en 30 a 75% a las 12 semanas de tratamiento. O'Meara y colaboradores, revisan 59 comparaciones de diferentes tipos de tratamientos compresivos en un total de 4 321 participantes, encontraron en ocho de ellas que los resultados de la curación (incluso el tiempo de sanar) fueron mejores cuando los pacientes recibieron tratamientos compresivos comparado con los que no lo recibieron.

Además observaron que los sistemas de vendas de compresión simple son menos eficaces para la curación completa en seis meses que la compresión de multicomponentes; no obstante, las úlceras se repiten con elevada frecuencia, por tal motivo en las pautas clínicas se recomiendan que las personas enfermas sigan utilizando las vendas de compresión aún después de que la úlcera está sana, para prevenir la recurrencia en opinión de Nelson EA, Bell-Syer SE.

En este sentido, la compresión diaria reduce de forma significativa la recurrencia de las úlceras a seis meses (PR= 0,46; IC 95%: 0,27 - 0,76) en comparación a cuando no se usa de esa forma. Se usa también la calcetería de alta y moderada compresión, sin embargo, la primera no reduce de forma significativa la recurrencia en los cinco años siguientes (PR= 0,82; IC 95% = 0,61-1,12), pero a un menor tiempo (tres años) sí la reduce (PR= 0,57; IC 95% = 0,39 a 0,81).

Se ha señalado que para reducir el impacto del largo plazo en la curación del paciente así como los grandes costos que esto genera, puede considerarse el empleo de los tratamientos adyuvantes y avanzados ya que los mismos demostraron en estudios a pequeña escala iniciar la curación que los tratamientos más tradicionales no han conseguido.

Uno de estos tratamientos lo constituye el ultrasonido terapéutico, con dos modalidades: el de baja y el de alta frecuencia. El primero se usa para el tratamiento de las heridas, propuesto por Beheshti A, Shafigh Y, Parsa H, Zangivand AA, sin embargo, las Guías de las Prácticas Clínicas de la Sociedad de Cirugía Vascular y el Foro Venoso Americano, plantean que, hay poca evidencia científica para recomendar de rutina el ultrasonido terapéutico para el tratamiento de las úlceras flebostáticas como una terapia primaria.

Otra alternativa de tratamiento es el Sistema de Terapia de Llovizna (Celleration Inc., Pradera de Edén) de baja intensidad (0,1-0,8 W/ cm 2) con el uso del dispositivo non-contact low-frequency ultrasound (NLFU, siglas en inglés). El dispositivo entrega la energía ultrasónica continua (40-kHz) a través de una llovizna salina fina a la base de la herida lo que provoca que las olas del sonido estimulen las células en la base de la herida y conlleve a la curación de la úlcera a través de la regulación de la inflamación, la reducción en el número de bacterias y el aumento en el flujo de sangre.

Es de señalar también que en la revisión realizada por Samuel N y otros, en un ensayo clínico realizado en 52 pacientes con úlceras activas por más de un año que se pensaba eran debidas a la insuficiencia venosa superficial demostrable. Se asignaron dos estrategias del tratamiento: conservador, consistente en la terapia de compresión elástica o inelástica, y ablación endovenosa por láser de la vena safena mayor o menor seguida por la terapia de compresión elástica o inelástica. Encontraron que la proporción de las personas con las úlceras sanadas fue significativamente superior en el grupo tratado con ablación térmica endovenosa a tres meses (63% vs. 12%), seis meses (82% vs. 20%) y 12 meses (82% vs. 24%).

El injerto de piel es otra alternativa quirúrgica empleada en el tratamiento de las úlceras venosas, la que es recomendada en las úlceras grandes y en las que no curan. Esta variante es realizada para estimular la cicatrización y por ende, disminuir el tiempo de cierre de la lesión, 14 sin embargo, no existen muchos estudios que lo comparen con otros tratamientos o técnicas quirúrgicas. Existen diferentes modalidades de injerto de piel, entre los más frecuentes se encuentras los injerto de espesor parcial, el de sacabocado (pinch graft), el injerto tipo malla, el aloinjerto, el autoinjerto epidérmico cultivado y la membrana colágena humana (homóloga).

Existe además otra alternativa innovadora a los injertos de piel como es el reemplazo con piel artificial. Se plantea que las úlceras venosas curan mejor cuando este era utilizado con el cuidado estándar.

Un estudio clínico compara el porcentaje de curación de las úlceras venosas y el tiempo de cicatrización en la aplicación de dos procedimientos: 1) compresión bicapa más la aplicación de autoinjertos en sacabocado y 2) solo compresión elástica bicapa. En los pacientes tratados con el primer procedimiento el porcentaje de curación es mayor que al observado en el grupo con compresión elástica solo. El tiempo de cicatrización se alcanzó 19 días antes en el grupo tratado con injertos.

En el Instituto Nacional de Angiología y Cirugía Vascular de Cuba para el tratamiento de las úlceras flebostáticas se complementan diferentes tratamientos, enfatizando en el reposo venoso, se realizan las curaciones principalmente con yodo povidone, la oclusión de la úlcera con apósitos y vendaje estéril, el uso de antibióticos solo ante la presencia de úlceras infectadas y siempre de ser posible por antibiograma, se coincide con la literatura revisada en el uso de las terapias compresivas como de primera línea.

En la terapia farmacológica se utilizan principalmente la pentoxifilina o la diosmina micronizada; se utilizan terapias adyuvantes principalmente laserterapia y ozono médico con buenos resultados; complementándose estos tratamientos con los tratamientos quirúrgicos, individualizando para cada pacientes la selección de los mismos, los más utilizados son la resección del sistema venoso superficial y los injertos libres de piel los cuales disminuyen el tiempo de curación de las úlceras.

El avance en el manejo de las heridas crónicas como es el caso de las úlceras flebostáticas, a partir de los estudios de Winter, ha mejorado la calidad en la atención de los pacientes con estos padecimientos en centros de manejo avanzado. Aun con los nuevos conocimientos adquiridos y el desarrollo de nuevas terapias, el especialista se enfrenta con frecuencia a heridas que no mejoran a pesar del tratamiento adecuado, por lo que se han buscado terapias que ayuden a la cicatrización de estas úlceras.

Una opción potencialmente más eficaz es la liberación de varios factores de crecimiento a través de las plaquetas en un plasma concentrado. En la terapia con plasma autólogo rico en plaquetas (PARP), se aplica en el sitio de la herida un gel rico en plaquetas que liberan hacia el lecho docenas de factores de crecimiento, quimosinas y citocinas que regulan la angiogénesis, la epitelización y la regeneración destacan Frykberg RG, Driver VR, Carman D, Lucero B, Borris-Hale C, Fylling C et al, y Cervelli V, De Angelis B, Lucarini L, Spallone D, Balzani A, Palla L et al. Para preparar el gel, se obtiene sangre total a la que se le agrega EDTA, se centrifuga por 30 minutos y se separa el plasma con las células blancas. Posteriormente, se centrifuga 20 minutos más para separar el plasma pobre de plaquetas del plasma rico en plaquetas y se activa con Cl 2 Ca al 10%.

Finalmente se puede plantear; que a pesar de los avances tecnológicos realizados en el tratamiento de las úlceras flebostáticas, así como la gran variedad de los mismos, dónde se complementan los más modernos con los ya existentes, estas úlceras continúan siendo las más frecuentes en los miembros inferiores en el mundo; de difícil curación, con una alta recurrencia y con una alta repercusión económica para los pacientes y los servicios de salud por ello la importancia de su estudio continuado y sistemático.

# CAPÍTULO II

# MARCO METODOLÓGICO

**OBJETIVO GENERAL:**

Evaluar los resultados de la aplicación del tratamiento con plasma rico en plaquetas en úlceras flebostáticas en pacientes tratados en el servicio de Angiología y Cirugía Vascular del Hospital Clínico Quirúrgico "Lucía Íñiguez Landín" de Holguín en el período septiembre de 2017 a agosto de 2019.

**OBJETIVOS ESPECÍFICOS**

1. Determinar las características socio demográficos generales de la muestra: edad, sexo y antecedentes patológicos.
2. Determinar las características del tratamiento de las úlceras flebostáticas en cuanto a: tipo de úlcera, cantidad de apósitos semanales y tiempo de aplicación del tratamiento.
3. Determinar la efectividad del tratamiento a partir de tiempo transcurrido hasta el inicio del cierre de la úlcera y el grado de reducción.
4. Determinar la existencia de complicaciones dependientes del tratamiento de plasma rico en plaquetas y la aparición de recidivas.

**MATERIALES Y MÉTODOS**

Se realizó un estudio prospectivo descriptivo de corte transversal, con el objetivo de evaluar los resultados del tratamiento con plasma rico en plaquetas en úlceras flebostáticas atendidos en la Sala de Angiología y Cirugía Vascular del Hospital Clínico Quirúrgico "Lucía Iñiguez Landín" de Holguín, así como de los pacientes que han sido remitidos para la consulta externa del hospital y de procedencia tanto de la provincia Holguín como de provincias aledañas durante el período comprendido entre septiembre de 2017 a agosto de 2019.

**Universo y muestra**

El universo estuvo constituido por la totalidad de pacientes con úlceras flebostáticas y que sean atendidos en el Hospital Clínico Quirúrgico "Lucía Iñiguez Landín" durante el periodo de estudio. La muestra estuvo conformada por 25 pacientes atendidos con plasma rico en plaquetas en la patología descrita previo consentimiento informado. Para la selección de la muestra se tuvieron en cuenta los siguientes criterios:

**Criterios de inclusión**

- Pacientes que sufren de ulceras flebostáticas atendidos en el Servicio de Angiología y Cirugía Vascular.
- Pacientes que den su consentimiento informado para participar en la investigación.
- Pacientes que no presenten contraindicaciones de tratamiento con plasma rico en plaquetas.

**Criterios de exclusión**

- Todos aquellos pacientes que no cumplan con los requisitos de inclusión antes descritos.

**Criterios de salida**

- Fallecimiento
- Traslado a otra institución hospitalaria

**Operacionalización de variables**

| Variable. | Clasificación: | Descripción: | Escala: | Indicador: |
|---|---|---|---|---|
| Edad | Cuantitativa Discreta continua | Distribución de pacientes por la edad en años cumplidos. | _< 40 años<br>_41 a 60 años<br>_>60 años | Frecuencia absoluta (No.) y Porcentajes. (%) |
| Sexo | Cualitativa nominal dicotómica | Distribución de pacientes según sexo biológico. | _Masculino<br>_Femenino | Frecuencia absoluta (No.) y Porcentaje (%) |
| Conmorbilidad | Cualitativa nominal politómica | Se tendrán en cuenta los datos sobre los padecimientos y enfermedades de base de cada paciente. | _HTA<br>_Obesidad<br>_Hiperlipidemia<br>_Tabaquismo<br>_Diabetes<br>_Sepsis<br>_EPOC<br>_Insuficiencia cardiaca | Frecuencia absoluta (No.) y Porcentajes. (%) |
| Tipo úlcera flebostática | Cualitativa nominal politómica | Según la clasificación de la Unión Internacional de Flebología | _C1<br>_C2<br>_C3<br>_C4<br>_C5<br>_C6 | Frecuencia absoluta (No.) y Porcentaje (%) |
| Tamaño de la úlcera | Cuantitativa continua | Según el tamaño de la lesión en cm. | _5-10 cm<br>_11-15 cm<br>_16-20 cm<br>_21-25 cm<br>_26-30 cm | Frecuencia absoluta (No.) y Porcentaje (%) |

| | | | | |
|---|---|---|---|---|
| Cantidad de apósitos semanales aplicadas | Cuantitativa discreta continua | Según cantidad de apósitos aplicados por semana | _1<br>_2<br>_3<br>_4<br>_5+ | Frecuencia absoluta (No.) y Porcentaje (%) |
| Tiempo de aplicación del tratamiento | Cuantitativa discreta continua | Según tiempo de implementación del plasma rico en plaquetas en cada paciente | _2 semanas<br>_3 semanas<br>_4 semanas<br>_5 semanas<br>_6 semanas<br>_7 semanas y + | Frecuencia absoluta (No.) y Porcentaje (%) |
| Tiempo transcurrido hasta el inicio de reducción del tamaño de la úlcera | Cuantitativa continua | Según el tiempo en que tarda en reducir el tamaño de la úlcera | _<1 mes<br>_ 1 a 2 meses<br>_2 a 3 meses<br>_4 a 5 meses<br>_6 meses + | Frecuencia absoluta (No.) y Porcentajes (%) |
| Grado de reducción de la úlcera con del tratamiento | Cuantitativa continua | Según el grado de reducción de la úlcera tras evaluación mesnual | _0-20%<br>_21-40%<br>_41-60%<br>_61-80%<br>_81-100% | Frecuencia absoluta (No.) y Porcentajes (%) |
| Desarrollo de complicaciones dependientes del tratamiento con plasma rico en plaquetas | Cualitativa nominal dicotómica | Según el desarrollo de complicaciones dependientes del tratamiento. | _Si<br>_No | Frecuencia absoluta (No.) y Porcentaje (%) |
| Recidiva de las lesiones | Cualitativa nominal dicotómica | Según el desarrollo de recidivas en lesiones ya cicatrizadas. | _Si<br>_No | Frecuencia absoluta (No.) y Porcentajes (%) |

Para el estudio se plantean como métodos de investigación a aplicar los siguientes:

**Observación científica:** Fue de utilidad en la evaluación de la aplicación del plasma rico en plaquetas como tratamiento para la úlcera flebostática en los pacientes atendidos en el Servicio de Angiología y Cirugía Vascular.

**Análisis documental:** Se utilizó como fuente primaria de datos en la búsqueda de la evaluación de la utilización del tratamiento en los pacientes de la muestra, datos obtenidos de la revisión de historia clínica individual. Además el análisis documental sirvió para realizar una revisión bibliográfica amplia del tema relacionado con el problema en estudio.

**Análisis–síntesis e Inducción–deducción:** Al ser procesos del pensamiento estrechamente relacionados se utilizaron en conjunto para lograr la búsqueda teórica que originó inferencias para el problema científico, para determinar el estado actual del problema que se investigó, sus posibles causas, así como, mediante el análisis e interpretación cualitativo–cuantitativo de los resultados de los métodos empíricos utilizados para lograr alcanzar los objetivos.

**Recolección de la información:** Para la recolección de los datos relacionados con la investigación se confeccionó una ficha de recolección de la información (anexo 2). Para evitar los errores por omisión se utilizarán además las siguientes fuentes:

- Protocolo de manejo y tratamiento de cada paciente con úlcera flebostática.
- Historia clínica individual de cada paciente.

**Procesamiento de la Información:** Para el procesamiento de los datos se utilizó Microsoft Excel del Sistema Windows 10 para el cálculo de media, desviación estándar y porcentajes. Los valores de significación fueron determinados a partir de la utilización de la herrameinta estadística SPSS 3.0. Los datos se organizaron en tablas y gráficos. El procesamiento estadístico se realizó mediante el análisis de frecuencia simple, frecuencias absolutas. La información recopilada se procesó en forma computarizada. Los datos se procesarán en microcomputadora Laptop, con Sistema Operativo Windows 10.

**Aspectos éticos de la investigación:**

Basado en lo establecido en la Declaración de Helsinki, para la realización de estudios investigativos en seres humanos, se les informó a los pacientes que su participación es de forma voluntaria, que no representará ningún compromiso y que tendrán la total libertad de aceptarlo o no, y se les explicó que los datos obtenidos solo serán utilizados con fines investigativos, y el anonimato en la información brindada. Para ello se les entregó a firmar el acta de consentimiento informado, que aparece como anexo 1. Toda la información que se procesó y se utilizó en este estudio, se conservará bajo los principios de máxima confidencialidad y en ningún caso se revelará la identidad de las personas involucradas.

Para la realización de esta etapa de la investigación como requisito científico se tuvieron en cuenta las siguientes consideraciones éticas:

- Justicia: no se estableció diferencia entre los individuos, solo los que redunden en beneficio de la colectividad.
- Respeto a las personas: hubo autodeterminación de las personas en el estudio y a proteger a aquellas con capacidad disminuida. En resumen se debe obtener el consentimiento informado, autorización de los pacientes y familiares para participar en la investigación o sus representantes legales en caso de no estar capacitada para emitir tal autorización.
- Beneficencia: se maximizaron los beneficios y minimizaron los riesgos; es decir, se protegió a los participantes de riesgos.

Se informó además, a la Dirección del Servicio de Angiología y Cirugía Vascular, como a su Comité de Ética de las investigaciones, y se les explicó detalladamente los objetivos de esta investigación, solicitando de ellos su autorización para realizarla, así como se previó una rendición de cuenta ante ellos con periodicidad.

# CAPÍTULO III
# ANÁLISIS Y DISCUSIÓN DE RESULTADOS

## ANÁLISIS Y DISCUCIÓN DE RESULTADOS:

Posterior a la determinación de los métodos e instrumentos de investigación, se generó la información que posibilita obtener los principales resultados, a partir del cálculo porcentual en los principales variables e indicadores. Los resultados obtenidos por tanto, en estas variables para el análisis y discusión de los resultados demostraron que:

**Tabla 1. Distribución de pacientes según edad en el estudio: Resultados de la aplicación del tratamiento con plasma rico en plaquetas en úlceras flebostáticas en pacientes tratados en el servicio de Angiología y Cirugía Vascular del Hospital Clínico Quirúrgico "Lucía Íñiguez Landín" de Holguín en el período septiembre de 2017 a agosto de 2019.**

| Edad | No | % |
|---|---|---|
| <40 años | 1 | 4 |
| De 40 a 60 años | 21 | 84 |
| >60 años | 3 | 12 |
| Total | 25 | 100 |

**Fuente: Historia Clínica**

**Gráfico 1. Distribución de pacientes según edad**

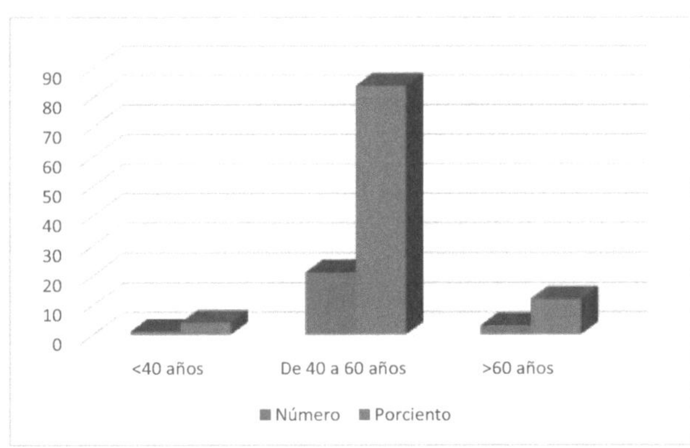


La Tabla 1 demostró que prevaleció el rango de edad entre 40 a 60 años con un 84%, sobre todo con una inclinación hacia los 55 años de edad.

La Unión Internacional de Flebología estableció la definición de insuficiencia venosa crónica, como aquellos cambios producidos en las extremidades inferiores resultado de la hipertensión venosa prolongada, incluyendo la hiperpigmentación, eccema, dermatitis de estasia y las úlceras, en las que las flebostáticas tienen edad de mayor frecuencia entre 30 y 60 años destaca Herrera Lázaro C.

En la investigación de Antunez Gil FT, et. al. la edad promedio fue de 52 años (en el rango entre 41 a 62 años), elemento coincidente con los resultados de investigación.

En criterio de la Sociedad Argentina de Dermatología, las úlceras se presentan en el 1-1,5% de los pacientes con insuficiencia venosa crónica. Afectan principalmente al sexo femenino en la edad media de la vida, cuestión que valida los criterios anteriores. La edad más frecuente de aparición de úlceras en los pies es entre los 45 y 64 años y la menos frecuente es por debajo de los 45 años, otro elemento que valida los resultados investigativos.

El autor opina que la edad en las úlceras flebostáticas se plantea como un factor predisponente de esta entidad, por tener fuertes vínculos con el desgaste en la circulación, por relacionarse con consecuencias de más de 40 años de vida laboral y social, así como por entrañar un elemento propio de la degeneración etaria, muy típico en enfermedades vasculares. Las referencias encontradas coinciden con el hallazgo, aun cuando algunos autores afirman que es más frecuentes encontrarlas en consultas en angiología y cirugía vascular pasados los pacientes los 60 años de edad. No obstante a ello, esto demuestra una relación directa entre investigación y referencias científicas de valor.

**Tabla 2. Distribución de pacientes según sexo en el estudio: Resultados de la aplicación del tratamiento con plasma rico en plaquetas en úlceras flebostáticas en pacientes tratados en el servicio de Angiología y Cirugía Vascular del Hospital Clínico Quirúrgico "Lucía Íñiguez Landín" de Holguín en el período septiembre de 2017 a agosto de 2019.**

| Sexo | No | % |
|---|---|---|
| Masculino | 6 | 26,1 |
| Femenino | 17 | 73,9 |
| Total | 25 | 100 |

**Fuente: Historia Clínica**

**Gráfico 2. Distribución de pacientes según sexo**

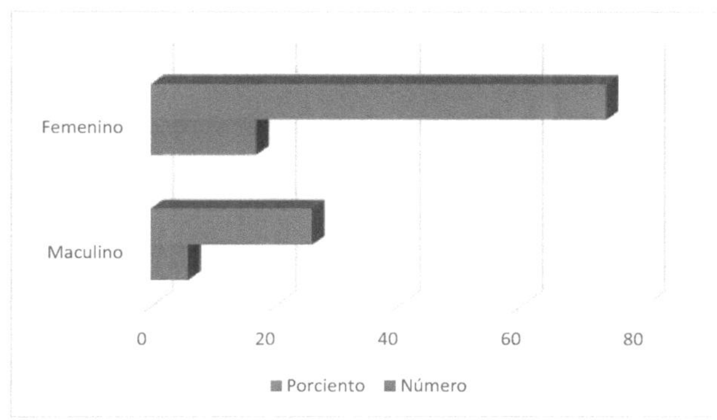


Los resultados expresados posteriores a la tabulación en la Tabla 2, explicitan que prevalece en un 73,9% el sexo femenino. De acuerdo con Yamada, en los resultados de dos estudios brasileños realizados se indica que en el primero el 2,3% de los pacientes eran hombres y el 4% mujeres. Por su parte el segundo estudio aportó un 3,2% de casos en hombres y un 3,9% de casos en mujeres. La relación entre mujeres y hombres fue de 3 a 1, siendo el factor de preponderancia en las mujeres la longevidad, pues por debajo de los 40 años la relación es la misma para ambos sexos expresa la autora.

Esta investigación en concordancia con Yamada, antes citado y con Sosa Vázquez, se constata que predomina en esta úlcera el sexo femenino. Este último autor destaca que las úlceras flebostáticas presentan una elevada frecuencia en el sexo femenino, afectando a 1 de cada 5 mujeres y a 1 de cada 10 hombres por lo que la relación en de más de un 50% de mujeres en casos que los hombres.

En sentido general afirma Herrera Lázaro C. que el predominio del sexo femenino tienen con respecto al masculino una proporción 4:1, y se afirma que el sexo femenino tiene más posibilidades de desarrollar una úlcera flebostática, lo que refuerza los hallazgos investigativos. Para March García y colaboradores, el sexo femenino se considera como un factor predisponente de padecimiento de la enfermedad, argumento que corrobora que en la investigación los resultados apunten a una prevalencia femenina en los casos tomados como muestra.

El autor opina que la predisposición del sexo femenino a esta enfermedad es un importante indicador a tener en cuenta en las investigaciones al respecto, por lo que la coincidencia con las referencias bibliográficas ciadas no sol es total, sino que crucial para la evaluación de los casos relacionados con la temática en investigaciones al respecto.

**Tabla 3. Distribución de pacientes según antecedentes patológicos en el estudio: Resultados de la aplicación del tratamiento con plasma rico en plaquetas en úlceras flebostáticas en pacientes tratados en el servicio de Angiología y Cirugía Vascular del Hospital Clínico Quirúrgico "Lucía Íñiguez Landín" de Holguín en el período septiembre de 2017 a agosto de 2019.**

| Conmorbilidad | No | % |
|---|---|---|
| HTA | 11 | 44 |
| Insuficiencia cardiaca | 2 | 8 |
| Obesidad | 8 | 32 |
| Tabaquismo | 9 | 36 |
| Hiperlipidemia | 7 | 28 |
| Sepsis | 3 | 12 |
| EPOC | 6 | 24 |
| Diabetes | 7 | 28 |
| Total | 25 | 100 |

**Fuente: Historia Clínica**

**Gráfico 3. Distribución de pacientes según antecedentes patológicos**

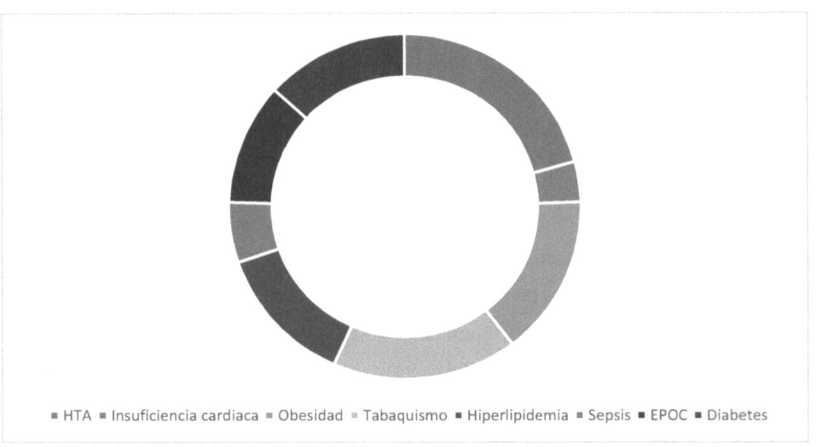


La Tabla 3 en la que se establecieron los indicadores para la conmorbilidad de los pacientes con úlceras flebostáticas, posterior al procesamiento de los datos aportó como resultados que el 44% de los pacientes eran hipertensos, el 36% con tabaquismo, y el 32% obesidad.

Las úlceras flebostáticas en opinión de Fernández Ramajo MA y colaboradores, son del criterio que constituyen un importante problema de salud que se traducen en dolor crónico, dependencia y disminución de la calidad de vida, así como un importante problema de costes. Una puede causar en su evolución hacia la cicatrización la dependencia de factores como la edad, sexo, enfermedad vascular, y enfermedades asociadas como obesidad, diabetes, HTA, etc.

La eficacia del tratamiento de la úlcera flebostática depende de la eliminación o control de los factores causales, de un adecuado soporte sistémico y de la prescripción de la terapia tópica apropiada, para lo cual es fundamental evaluar al paciente, considerándose su estado general, su estado nutricional, la edad, el uso de medicamentos, los posibles disturbios metabólicos, hidroelectrolítico, y se destaca la conmorbilidad, entre otros. Orosco y Martins, añaden que el éxito en el tratamiento de heridas debe basarse en varios factores, como la identificación del agente etiológico, de la patología de base y de la fase evolutiva de la herida asociada a la conmorbilidad.

Se destaca en los resultados de la investigación la prevalencia de la HTA como parte de la conmorbilidad de la úlcera flebostática y es que en opinión de algunos autores, hablan de una prevalencia del 15 al 18% en mujeres con evolución de HTA de más de 25 años. Es absolutamente excepcional que afecte a personas jóvenes.

Otros autores, en cuanto a la conmorbilidad la destacan y califican las enfermedades asociadas y otros trastornos relacionados con la enfermedad como factores agravantes de la úlcera flebostática, entre estos hay un alto índice siempre de obesidad, la que conlleva al empeoramiento de los síntomas y signos, pasando paulatinamente desde los estadios evolutivos inferiores a los superiores.

En consideración del autor es recurrente la aparición en el Servicio de Angiología y Cirugía Vascular, los casos de úlcera flebostática con esta conmorbilidad y la concordancia con los referentes internacionales aporta solides a los hallazgos científicos a los que se arribó. La conmorbilidad en consecuencia es una de las variables indispensables en las investigaciones relacionadas con la temática y por tanto pone al estudio a la altura de estudios de relevancia internacional.

**Tabla 4. Distribución de pacientes según tipo de úlcera por la Clasificación de la Unión Internacional de Flebología en el estudio: Resultados de la aplicación del tratamiento con plasma rico en plaquetas en úlceras flebostáticas en pacientes tratados en el servicio de Angiología y Cirugía Vascular del Hospital Clínico Quirúrgico "Lucía Íñiguez Landín" de Holguín en el período septiembre de 2017 a agosto de 2019.**

| Tipo de úlcera | No | % |
|---|---|---|
| C1 | - | - |
| C2 | - | - |
| C3 | - | - |
| C4 | 3 | 22 |
| C5 | - | - |
| C6 | 22 | 88 |
| Total | 25 | 100 |

**Fuente: Ficha de recolección de datos**

**Gráfico 4. Distribución de pacientes según tipo de úlcera por la Clasificación de la Unión Internacional de Flebología**

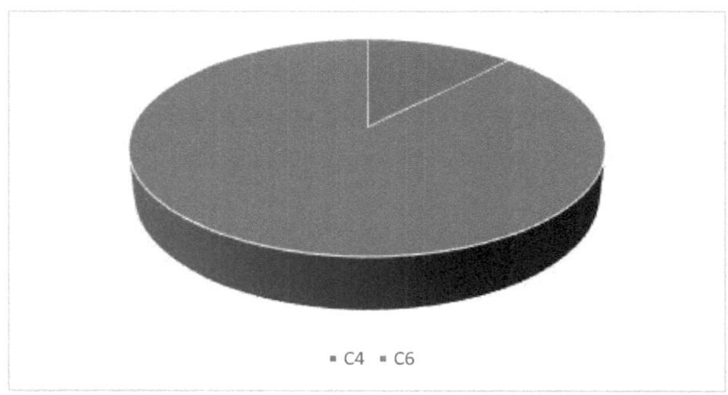


La Tabla 4, fue portadora del tipo de úlcera en la que predominó la C6 con un 88% de los casos estudiados. Esta es declarada como la ulceración flebostática activa por la Unión Internacional de Flebología.

En el estudio de Antunez Gil FT, et.42 al se trató un total 19 pacientes (20 extremidades), de 21 con Dx de úlcera flebostática (C6), de noviembre del 2016 a mayo del 2017 realizándose injertos de piel, así como escleroterapia de perforantes y presoterapia, en el Servicio de Angiología y Cirugía Vascular del HRLALM. La prevalencia de esta categoría fue completamente superior y es recurrente en este contexto abordan los autores.

De acuerdo con la literatura, el tratamiento de la úlcera flebostática en su etapa C6 es múltiple y se divide en terapia conservadora y quirúrgica. El tratamiento conservador se basa en la compresión de una o varias capas, teniendo una efectividad en general de 70-80%, con una recurrencia de 28% a dos años, 38% a dos años y 57% a cinco años. Dentro de la terapia invasiva está la terapia esclerosante guiada por ultrasonido Doppler duplex de perforantes con una cicatrización de 68%, recidiva 12%, perforantes o nuevas recurrentes 14%, obliteración de perforantes de 98%, con mínimas complicaciones.

En cuanto al tratamiento quirúrgico está la cirugía abierta (Linton, Cigarroa y Felder) y la endoscópica reportando la primera un cierre de 60-80%, recurrencia de 22% a cuatro años; sin embargo con complicaciones reportadas que fluctúan de 12-53%, en cuanto a la cirugía endoscópica una cicatrización de 88% con una recurrencia de 16% a 21 meses, complicaciones de 1-9%, en cuanto a los injertos de piel se reportó en la revisión de COCHRANE donde se encontraron nueve ensayos que incluían 579 pacientes.

El investigador no solo encuentra coincidencias en la recurrencia y prevalencia de casos C6 en la clasificación de la úlcera flebostática en el Servicio de Angiología y Cirugía Vascular del Hospital Clínico Quirúrgico "Lucía Íñiguez Landín", sino que además encontró novedad al ver en esta clasificación la potencialidad del tratamiento a través del plasma rico en plaquetas.

**Tabla 5. Distribución de pacientes según el tamaño de la úlcera en el estudio: Resultados de la aplicación del tratamiento con plasma rico en plaquetas en úlceras flebostáticas en pacientes tratados en el servicio de Angiología y Cirugía Vascular del Hospital Clínico Quirúrgico "Lucía Íñiguez Landín" de Holguín en el período septiembre de 2017 a agosto de 2019.**

| Tamaño de la úlcera | No | % |
|---|---|---|
| 5-10 cm | 19 | 76 |
| 11-15 cm | 5 | 20 |
| 16-20 cm | 1 | 4 |
| 21-25 cm | - | - |
| 26-30 cm | - | - |
| Total | 25 | 100 |

**Fuente: Ficha de recolección de datos**

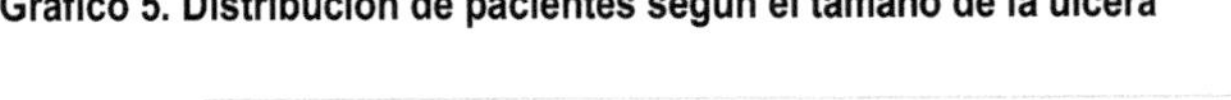

**Gráfico 5. Distribución de pacientes según el tamaño de la úlcera**

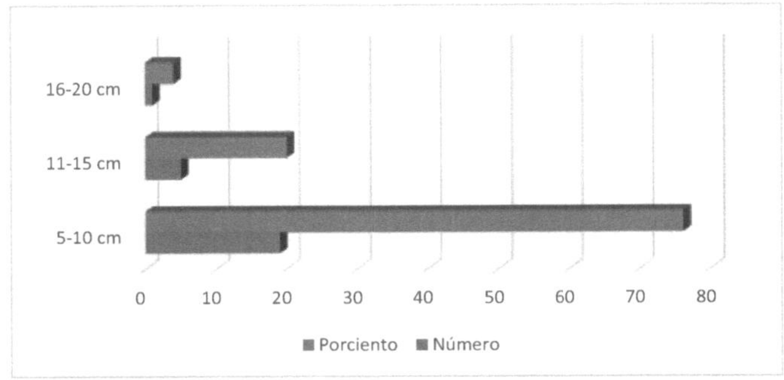


La Tabla 5 propició conocer que prevalecieron las lesiones de entre 5 a 10 cm en 19 casos para un porcentaje del 76% de la muestra.

En el estudio de Antunez Gil FT, et. al.42 el tamaño promedio de la lesión tratada fue de 5,7 cm en una escala de 3 a 12 cm aspectos coincidentes con los resultados de la investigación concluida.

Para lesiones de este tamaño hay autores como Sánchez Consuegra E, Fernández Águila JD, Izaguirre Hernández NZ, que plantean relacionado con el tratamiento de las mismas que en muchas ocasiones hay que recurrir a técnicas de cubierta, como son los injertos de piel, pero existen obstáculos en el lecho cruento que se oponen a una buena evolución, tales como: las dimensiones de la lesión, las características del fondo desnudo, su aspecto seco, pálido, o cianótico, la presencia casi constante de un sello de fibrina antigua y permanente que crea aún más hipoxia, favorece la colonización y la infección; en lesiones de más de 5 cm de diámetro, en teoría nunca se logra obtener epitelización, existe carencia de elementos centrales que induzcan a que esta se desarrolle, y en tal caso el proceso de cierre solo puede efectuarse de forma concéntrica desde los bordes, y es así que nunca llega a efectuarse.

Este estudio presentó un caso que Ingresó al Servicio de Angiología del Hospital Gustavo Aldereguía Lima, de Cienfuegos, por una gran úlcera posflebítica (14 x 9 cm) de 35 años de evolución, para la cual se le indicó ozonoterapia sistémica y local, régimen de curaciones oclusivas y antibioticoterapia sistémica; había padecido antecedentes de alergia a neobatín, nitrofurazona y Sulfadiazina de Plata.

En consideración el autor plantea que coincide en que las lesiones del tamaño presentado (5-10 cm) son completamente recurrentes y además de las complicaciones para su tratamiento y cicatrización, lo que sostiene la cuestión de concordancia entre resultados y bibliografía especializada consultada.

**Tabla 6. Distribución de pacientes según cantidad de apósitos semanales en el estudio: Resultados de la aplicación del tratamiento con plasma rico en plaquetas en úlceras flebostáticas en pacientes tratados en el servicio de Angiología y Cirugía Vascular del Hospital Clínico Quirúrgico "Lucía Íñiguez Landín" de Holguín en el período septiembre de 2017 a agosto de 2019.**

| Cantidad de apósitos semanales | No | % |
|---|---|---|
| 1 | 2 | 8 |
| 2 | 16 | 64 |
| 3 | 4 | 16 |
| 4 | 3 | 12 |
| 5 | - | - |
| 6 | - | - |
| 7+ | - | - |
| Total | 25 | 100 |

**Fuente: Ficha de recolección de datos**

**Gráfico 6. Distribución de pacientes según cantidad de apósitos semanales**

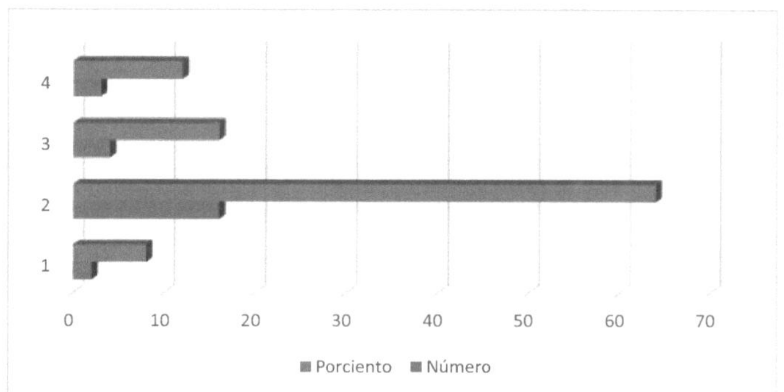


En la Tabla 6 se constató que la mayoría de los pacientes recibieron tratamiento sistemático con plasma rico en plaquetas 2 veces por semana, sumando un total en esta cantidad semanal del 64%.

Rodríguez-Zendejas NJ et al. en la presentación de un caso plantea que se inició tratamiento con ceftriaxona y trimetoprim sulfametoxazol por 21 días, manejo adecuado de la paciente con diabetes mellitus y curación con alginato de calcio con plata con recambios cada 48 a 72 horas y vendaje compresivo. En este caso a cuatro meses de iniciado el tratamiento, la úlcera mejora reduciendo su tamaño a 28.5 cm2; sin embargo, los siguientes tres meses, a pesar de continuar con un manejo adecuado, la mejoría se detiene, por lo que se decide iniciar con la aplicación semanal de apósitos de plasma rico en plaquetas. La aplicación se realizó a razón de dos apósitos por semana, lográndose el cierre de la herida al cabo de seis semanas.

Los resultados entre referencia y resultados investigativos son coincidentes, aun cuando la bibliografía es escasa y se presenta un caso en particular. El autor considera que son escasas las referencias que abordan esta variable en este tratamiento y esta úlcera en particular, por lo que la novedad en la investigación y sobre todo recogerla sistemática y científicamente es resaltable.

**Tabla 7. Distribución de pacientes según tiempo de aplicación del tratamiento en el estudio: Resultados de la aplicación del tratamiento con plasma rico en plaquetas en úlceras flebostáticas en pacientes tratados en el servicio de Angiología y Cirugía Vascular del Hospital Clínico Quirúrgico "Lucía Íñiguez Landín" de Holguín en el período septiembre de 2017 a agosto de 2019.**

| Tiempo de aplicación del tratamiento | No | % |
|---|---|---|
| 2 semanas | - | - |
| 3 semanas | 4 | 16 |
| 4 semanas | 5 | 20 |
| 5 semanas | 5 | 20 |
| 6 semanas | 8 | 32 |
| 7 y + semanas | 3 | 12 |
| Total | 25 | 100 |

**Fuente: Ficha de recolección de datos**

**Gráfico 7. Distribución de pacientes según tiempo de aplicación del tratamiento**

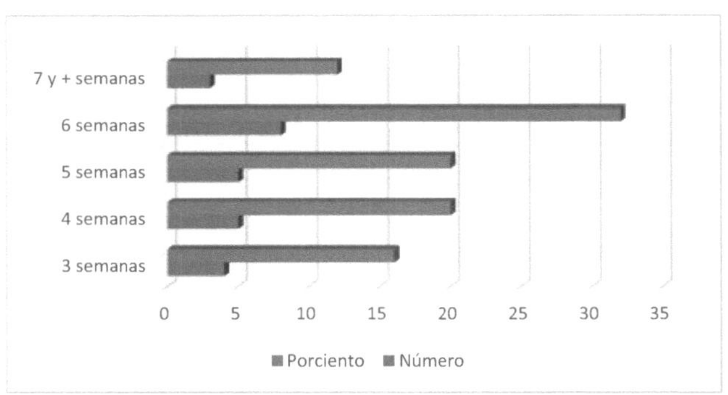

En cuanto a las semanas de tratamiento en la Tabla 7, prevaleció el periodo de aplicación del plasma rico en plaquetas de 6 semanas, en una cantidad de 8 pacientes para un 32% del total de los pacientes estudiados.

En los casos de estudio de Tischler M, los pacientes mostraron activación de la cicatrización, logrando epitelización completa en seis semanas, con un índice de cicatrización de 8 mm/día. Estos pacientes no tenía control adecuado de la glucosa (HbA1c 8.6% promedio), presentaban insuficiencia venosa e infección, por lo que al mejorar el control de la glucosa, aplicar un vendaje compresivo y administrar antibioticoterapia sistémica mostró mejoría notoria, con un índice de curación de 3,6 mm/día y reducción de la herida del 60% en cuatro meses; sin embargo, los siguientes tres meses la herida no mostró ninguna mejoría hasta la aplicación de apósitos de plasma rico en plaquetas.

Tal como se ha podido constatar en una gran cantidad de trabajos de investigación apuntan Soldevilla JJ, Torra JE, la terapia compresiva con cifras de alta presión mejora la evolución de las úlceras venosas y representa importantes mejoras en variables como la calidad de vida, disminución del dolor e incremento de las posibilidades de realizar actividades de la vida diaria en pacientes afectos de este problema de salud. Pueden lograrse tasas de curación de hasta un 70% transcurrida 12 semanas y, si se combina con un programa de prevención de la recurrencia de la úlcera, puede mejorar espectacularmente la calidad de vida de los pacientes y reducir la carga que suponen las úlceras para el sistema sanitario como plantea.

El autor al hacer las comparaciones con la alternativa de tratamiento implementado en el estudio valora como en 6 semanas en coincidencia con Tischler M, se obtienen resultados similares o de mejor valor de cierre y cicatrización de la úlcera flebostática, lo que supone un resultado importante.

**Tabla 8. Distribución de pacientes según tiempo transcurrido hasta el inicio de reducción del tamaño de la úlcera en el estudio: Resultados de la aplicación del tratamiento con plasma rico en plaquetas en úlceras flebostáticas en pacientes tratados en el servicio de Angiología y Cirugía Vascular del Hospital Clínico Quirúrgico "Lucía Íñiguez Landín" de Holguín en el período septiembre de 2017 a agosto de 2019.**

| Tiempo transcurrido hasta el inicio de reducción del tamaño de la úlcera | No | % |
|---|---|---|
| <1 mes | 1 | 4 |
| 1-2 meses | 19 | 76 |
| 2-3 meses | 5 | 20 |
| 3-4 meses | - | - |

| 4-5 meses | - | - |
|---|---|---|
| 6 y + meses | - | - |
| Total | 25 | 100 |

Fuente: Ficha de recolección de datos

**Gráfico 8. Distribución de pacientes según tiempo transcurrido hasta el inicio de reducción del tamaño de la úlcera**

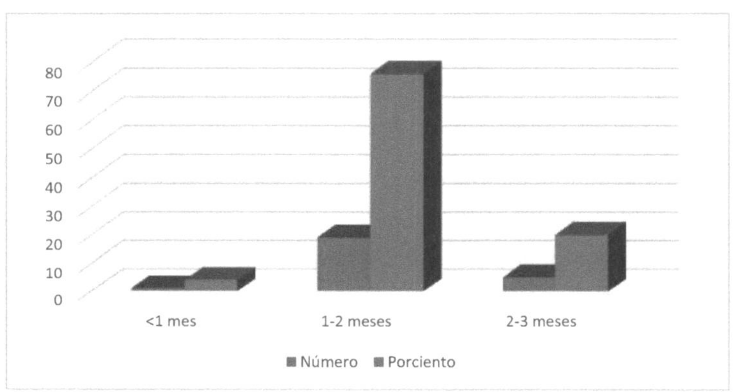


Con los resultados de la Tabla 8, se constató que el tiempo de inicio de reducción de la úlcera flebostática en los pacientes de estudio fue mayoritariamente entre 30 a 60 días aproximadamente con un 76% de pacientes ubicados en este rango.

Rodríguez-Zendejas NJ et al. en una comparación de pacientes tratados con plasma rico en plaquetas y con la utilización de un grupo de control no tratado con esta terapia, determinó que el tiempo de cierre en el grupo experimental fue de 42,9 días contra 47,4 del grupo control, corroborando una eficacia superior del 4,5% en casos de alta conmorbilidad y con complicaciones asociadas; por lo que tiende a ser superior en casos de fácil manejo y tratamiento expresan los autores consultados.

Se coincide con la bibliografía consultada en que el inicio de cierre de la lesión, en este caso medido en días, semanas o meses con este tratamiento está en un rango equivalente y es un elemento indispensable para determinar la eficacia del tratamiento de plasma rico en plaquetas, sobre todo si este es comparado con otros tipos de manejo de las úlceras flebostáticas.

**Tabla 9. Distribución de pacientes según grado de reducción de la úlcera a partir del tratamiento en el estudio: Resultados de la aplicación del tratamiento con plasma rico en plaquetas en úlceras flebostáticas en pacientes tratados en el servicio de Angiología y Cirugía Vascular del Hospital Clínico Quirúrgico "Lucía Íñiguez Landín" de Holguín en el período septiembre de 2017 a agosto de 2019.**

| Grado de reducción de la úlcera con el tratamiento | No | % |
|---|---|---|
| 0-20% | - | - |
| 21-40% | - | - |
| 41-60% | 13 | 52 |
| 61-80% | 6 | 24 |
| 81-100% | 6 | 24 |
| Total | 25 | 100 |

Fuente: Ficha de recolección de datos

**Gráfico 9. Distribución de pacientes según grado de reducción de la úlcera a partir del tratamiento**

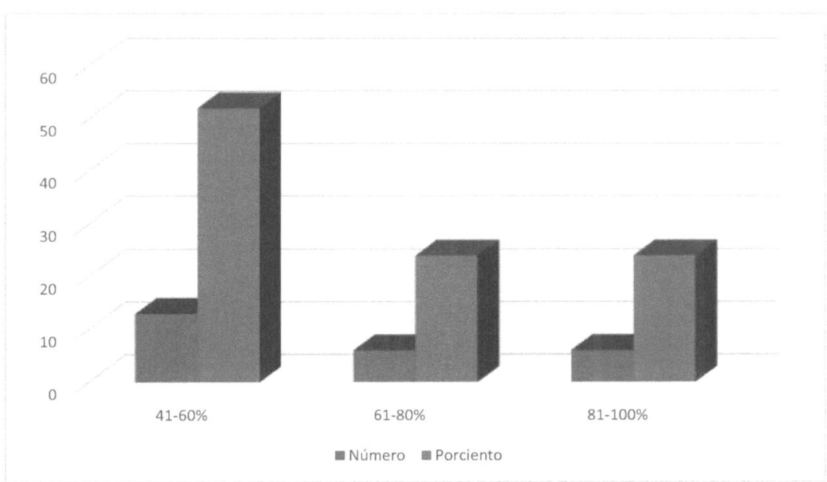


El 52% de los pacientes en estudio demostraron un grado de reducción de la úlcera flebostática del 56% como media (rango 41%-60% de reducción). Mientras un 24% de los mismos se ubicaron en porcentajes superiores (61-80 y 81-100 respectivamente) para una alta eficacia del tratamiento seleccionado según resultados de la Tabla 9.

La investigación antes citada de Rodríguez-Zendejas NJ. reportó que el grado de reducción de la úlcera fue de 68,4% en los pacientes del grupo tratado con plasma rico en plaquetas y del 42,9% del grupo control, lo que generó una diferencia del 25,5% de efectividad en esta variable de valoración del cierre de las lesiones.

Pérez Vega y colaboradores, obtuvieron mejores resultados en un estudio cuasi-experimental, al observar el cierre completo de las heridas en el 93,3% de una serie de 15 casos, utilizando plasma rico en plaquetas unido a injertos de Reverdin; además, coincide este caso respecto a la mejoría temprana del lecho con aparición de granulaciones útiles, así como respecto a la disminución del dolor.

El investigador es del criterio que en consonancia con las opiniones de los especialistas del servicio y la bibliografía consultada, de que desde hace casi una década, en Cuba tiene lugar una verdadera revolución regenerativa, que ha ido desde la simplificación de los métodos tradicionales de obtención de progenitores hematopoyéticos para su aplicación en múltiples enfermedades, hasta, en la etapa más reciente, la incorporación del uso de las plaquetas bien lisadas o como plasma rico en plaquetas.

**Tabla 10. Distribución de pacientes según complicaciones dependientes del tratamiento en el estudio: Resultados de la aplicación del tratamiento con plasma rico en plaquetas en úlceras flebostáticas en pacientes tratados en el servicio de Angiología y Cirugía Vascular del Hospital Clínico Quirúrgico "Lucía Íñiguez Landín" de Holguín en el período septiembre de 2017 a agosto de 2019.**

| Complicaciones dependientes del tratamiento | No | % |
|---|---|---|
| Si | - | - |
| No | 25 | 100 |
| Total | 25 | 100 |

**Fuente: Ficha de recolección de datos**

En la Tabla 10: Complicaciones dependientes del tratamiento, no se encontraron pacientes que manifestaran efectos adversos a la aplicación del plasma rico en plaquetas.

Los autores consultados al respecto no declaran que el tratamiento posea complicaciones, lo que coincide con los hallazgos científicos. La mayoría de ellos refieren que tratamientos de injerto u otros son favorecedores de una de las complicaciones más peligrosas y comunes en estos casos que la constituye la infección pudiendo afectar partes blandas, hueso o generalizarse (sepsis).

La úlcera flebostática es una complicación en sí de la evolución de la insuficiencia venosa crónica y los tratamientos para su sanación encierran complicaciones asociadas. Sin embargo, se ha demostrado que el plasma rico en plaquetas no encierra complicaciones asociadas que hagan de esta alternativa un riesgo en su implementación, para la favorable evolución del paciente.

**Tabla 11. Distribución de pacientes según recidiva de las lesiones en el estudio: Resultados de la aplicación del tratamiento con plasma rico en plaquetas en úlceras flebostáticas en pacientes tratados en el servicio de Angiología y Cirugía Vascular del Hospital Clínico Quirúrgico "Lucía Íñiguez Landín" de Holguín en el período septiembre de 2017 a agosto de 2019.**

| Recidiva de las lesiones | No | % |
|---|---|---|
| Si | - | - |
| No | 25 | 100 |
| Total | 25 | 100 |

**Fuente: Ficha de recolección de datos**

La eficacia del tratamiento se corroboró en gran medida al constatar que la Tabla 11, aportó los datos de que en ninguno de los casos estudiados hubo tras la aplicación del plasma rico en plaquetas en las úlceras flebostáticas recidiva de las lesiones.

Holgado Madruga M, Patricio García V, son contundentes al declarar que tras el seguimiento de los pacientes post-tratamiento con plasma rico en plaquetas, en la casi totalidad de los casos, no se observa recidiva, cuestión 100% coincidente con la investigación.

La investigación de Antunez Gil FT, trabajó con el plasma rico en plaquetas en una distribución en cuanto a pierna de 63% derechas y 37% izquierdas. Se obtuvo respuesta adecuada al tratamiento en 19 piernas (95%), teniendo fracaso sólo en una pierna (5%), sin recidiva durante el seguimiento. Sin embargo, se requiere mayor tiempo de seguimiento para evaluar recidiva ya que el estudio se ejecutó por transcurso de solo 6 meses.

La recidiva en la úlcera flebostática es recurrente por lo que al evaluar el tratamiento con plasma rico en plaquetas y revelar la no existencia, el autor considera una alta eficacia del mismo.

## CONCLUSIONES

Al terminar la investigación el autor arriba en modo de generalizaciones a las conclusiones siguientes relacionadas con la evaluación del tratamiento de la úlcera flebostática por medio del plasma rico en plaquetas:

- En la muestra prevaleció el rango de edad entre 40 a 60 años con una inclinación hacia los 55 años de edad, predominó el sexo femenino, y se establecieron como indicadores más importantes de conmorbilidad la hipertensión, el tabaquismo, y la obesidad.
- En cuanto al tipo de úlcera predominó la C6, con lesiones de entre 5 a 10 cm, donde los pacientes recibieron mayoritariamente tratamiento sistemático con plasma rico en plaquetas dos veces por semana.
- En cuanto a las semanas de tratamiento prevaleció el periodo de aplicación del plasma rico en plaquetas de seis semanas, constatando en los resultados que el tiempo de inicio de reducción de la úlcera flebostática en los pacientes de estudio fue mayoritariamente entre 30 a 60 días aproximadamente.
- Más de la mitad de la muestra demostró un grado de reducción medio de la úlcera flebostática, mientras el resto tuvo un cierre de entre el 61 al 100% de la lesión con el tratamiento. La eficacia del tratamiento se corroboró en gran medida al constatar que los pacientes no mostraron complicaciones o efectos adversos dependientes del tratamiento y tampoco recidivas.

## RECOMENDACIONES

El investigador al término de la investigación es del criterio que deben asumirse los resultados obtenidos como pautas para nuevas investigaciones sobre el uso sistemático del plasma rico en plaquetas en úlceras flebostáticas en el servicio de Angiología y Cirugía Vascular del Hospital Clínico Quirúrgico "Lucía Íñiguez Landín". Por otra parte, los resultados debieran ser parte del protocolo de tratamiento y manejo de pacientes con úlcera flebostática que ingresen en la institución.

## REFERENCIAS BIBLIOGRÁFICAS

O'Meara S, Cullum N, Nelson EA, Dumville JC. Compression for venous leg ulcers. Cochrane Database of Systematic Reviews 2015. [En línea]. Issue 11. Art. No.: CD000265. doi: 10.1002/14651858.CD000265. pub3. [Consultado en diciembre 2018]. URL disponible en: http://onlinelibrary.wiley.com/doi/10.1002/14651858.CD000265.pub3/epdf/standard

Nettel F, Rodríguez N, Nigro J, González M, Conde A, Muñoa A, et al. Primer Consenso Latinoamericano de Úlceras Venosas. Rev Mex Angiol. 2013; 41(3):95- 126.

Jiménez F, Pérez R, Morales MA, Peralta ML. Tratamiento de úlceras venosas en las extremidades inferiores con autoinjertos en sacabocado más compresión contra compresión elástica. Dermatol Rev Mex. 2014; 58:501-7.

De Franciscis S, de Sarro G, Longo P, Buffone G, Molinari V, Domenico DM. Hyperhomocysteinaemia and chronic venous ulcers. Int Wound J. 2015; 12:22-6.

White J, Ivins N, Wilkes A, Carolan-Rees G, Harding KG. Non-contact low frequency ultrasound therapy compared with UK standard of care for venous leg ulcers: a single-centre, assessor-blinded, randomised controlled trial. [En línea]. Int Wound J. 2015. doi: 10.1111/iwj.12389. [Consultado en diciembre 2018]. URL disponible en: http://onlinelibrary.wiley.com/doi/10.1111/iwj.12389/pdf

Soria P. La terapia compresiva en las úlceras venosas y en la insuficiencia venosa crónica: revisión narrativa. Jaén, Andalucía (España). [En línea]. Universidad de Jaén, Facultad de Ciencias de la Salud; 2015. [Consultado en diciembre 2018]. URL disponible en: http://tauja.ujaen.es/bitstream/109531/1727/1/TFGPabloSoriaVilchez.pdf

Foy E, Conner-Kerr TA. Overview of guidelines for the prevention and treatment of venous leg ulcers: a US perspective; .J of Multidiscip Healthcare. 2014; 7:111-7.

López D, Muñoz L, García S. Estandarización de cuidados en pacientes con úlceras de extremidad inferior de etiología venosa. Rev Nure Inv. 2012; 61:1-10.

Samuel N, Carradice D, Wallace T, Smith GE, Chetter IC. Endovenous thermal ablation for healing venous ulcers and preventing recurrence. Cochrane Database of Systematic Reviews. 2013. [En línea]. Issue 10. Art. No.: CD009494. doi: 10.1002/14651858.CD009494.pub2. [Consultado en diciembre 2018]. URL disponible en: http://onlinelibrary.wiley.com/doi/10.1002/14651858.CD009494.pub2/full

Otero G, Agorio C, Martínez M. Úlceras de miembros inferiores. Características clínico-epidemiológicas de los pacientes asistidos en la unidad de heridas crónicas del Hospital de Clínicas. Rev Méd Urug. 2015; 28(3):182-9.

Lopes M, Bonato F. Atención a pacientes con úlcera venosa: percepción de los enfermeros de Estrategia de Salud Familiar. Rev Trimest de Enferm. 2015; 11(28):137-46.

Satulovsky RA. Úlceras venosas: Criterios diagnósticos y terapéuticos. Rev Flebo y Linf-Lec Vasc. 2015; 18:1117-23.

Pardo R, González E, Lombera A. Manejo del paciente con úlcera de etiología venosa en miembros inferiores. Rev Nuber Científ. 2013; 2(9):12-20.

Gómez P. Revisión del tratamiento de las úlceras venosas: terapia compresiva. RqR Enfermería Comunitaria (Revista de SEAPA). 2015; 3(1):43-54.

Folchini AC, Martins N, Ura TR, Aparecida C, Maraliz I, Scudeler P, et al. Manifestações Dermatológicas da Insuficiência Venosa Crônica. Cad Bras Med. 2014; 27(3):1-58.

O'Meara S, Al-Kurdi D, Ologun Y, Ovington LG, Martyn-St James M, Richardson R. Antibiotics and antiseptics for venous leg ulcers. Cochrane Database of Systematic Reviews. 2014. [En línea]. Issue 1. Art. No.: CD003557. doi: 10.1002/14651858.CD003557.pub5. [Consultado en diciembre 2018]. URL disponible en: http://onlinelibrary.wiley.com/doi/10.1002/14651858.CD003557.pub5/full

Hernández MJ, Suárez A, Machado YM, Márquez A, García A. Utilización de la escleroterapia con espuma en úlceras varicosas de miembros inferiors. [En línea]. Rev Cubana Med Gen Integ. 2010; 26(3):576-82. . [Consultado en diciembre 2018]. URL disponible en: http://scielo.sld.cu/pdf/mgi/v26n3/mgi16310.pdf

Marrocco CJ, Atkins MD, Bohannon WT, Warren TR, Buckley CJ, Bush RL. Endovenous Ablation for the Treatment of Chronic Venous Insufficiency and Venous Ulcerations. World J Surg. 2016; 34(10):2299-2304.

Mauck FK, Asi N, Undavalli Ch, Elraiyah TA, Mohammed N, Altayar O, et al. Systematic review and meta-analysis of surgical interventions versus conservative therapy for venous ulcers. J Vasc Surg. 2014; 60(2):60-70.

Guarda RI, Valderramas S, Ternoski B, Sanches D, Fernandes A, Meireles SM. La aplicación de microcorriente como tratamiento en las úlceras venosas: un estudio piloto. Rev Latino-Am. Enfermagem. 2016; 20(4):1-8.

Allué Gracia MA y colaboradores. Heridas crónicas: un abordaje integral. Colegio Oficial de Enfermería de Huesca. 2012.

Conferencia Nacional de Consenso sobre Úlceras de Extremidad Inferior. Documento de Consenso CONUEI. Ed. EdiKamed, S.L. Barcelona 2008. Segunda Edición 2017.

European Pressure Ulcer Advisory Panel and National Pressure Ulcer Advisory Panel. Prevention and treatment of pressure ulcers: quick reference guide. Washington DC: National Pressure Ulcer Advisory Panel; 2018.

Grupo Nacional para el Estudio y Asesoramiento en Úlceras por Presión y Heridas Crónicas. Documento Técnico nº 9. [En línea]. Desbridamiento de Úlceras por Presión y otras Heridas Crónicas. [Consultado en diciembre 2018]. URL disponible en: http://www.gneaupp.org/documentos/gneaupp/desbridamiento.pdf.

Ochaita L, Imedio L. Tratamiento de las úlceras cutáneas crónicas. Piel. Vol 16. Núm. 04. 2016.

Marinello Roura J. Úlceras de la extremidad inferior. Editorial Glosa, S.L., 2015.

O'Meara S, Al-Kurdi D, Ovington L.G. Antibiotics and antiseptics for venous leg ulcers. Cochrane Datbase Syst Rev. 2018 Jan 23; (1):CD003557. Comment in: Evid Based Nurs. 2018 Jul; 11(3):88.

Palfreyman SJ, Nelson EA, Lochiel R, Michaels JA. Apósitos para la cicatrización de las úlceras venosas de la pierna. [En línea]. En: La Biblioteca Cochrane Plus, 2018 Número 3. Oxford: Update Software Ltd. [Consultado en diciembre 2018]. URL disponible en: http://www.update-software.com.

Sociedad Argentina de Dermatología. Consenso sobre cicatrización de heridas. Comisión Directiva 2017-2018.

Sosa Vázquez OR. Úlceras flebostáticas. [En línea]. Revista Cubana de Angiología. 2017; 18(1). [Consultado en diciembre 2018]. URL disponible en: http://www/scielo.sld.cu

Nelson EA, Bell-Syer SE. Compression for preventing recurrence of venous ulcers. Cochrane Database of Systematic Reviews. 2014. [En línea]. Issue 9. Art. No.:CD002303. doi: 10.1002/14651858.CD002303.pub3. [Consultado en diciembre 2018]. URL disponible en: http://onlinelibrary.wiley.com/doi/10.1002/14651858.CD002303.pub3/epdf

Beheshti A, Shafigh Y, Parsa H, Zangivand AA. Comparison of high-frequency and MIST ultrasound therapy for the healing of venous leg ulcers. Adv Clin Exp Med. 2014; 23(6):969-75.

O'Donell TF, Passman MA, Marston WA, Ennis WJ, Dalsing M, Kistner RL, et al. Management of venous leg ulcers: Clinical practice guidelines of the Society for Vascular Surgery and the American Venous Forum. J Vasc Surg. 2014; 60:3-59.

Jones JE, Nelson EA, Al-Hity A. Skin grafting for venous leg ulcers. [En línea]. Cochrane Database of Systematic Reviews. 2013; 1:CD001737. [Consultado en diciembre 2018]. URL disponible en: http://onlinelibrary.wiley.com/doi/10.1002/14651858.CD001737.pub4/abstract;jsessionid=2C71890F27C7CC8C56614160D3B2A6EA.f03t04

Winter GD. Formation of the scab and the rate of epithelization of superfi cial wounds in the skin of the young domestic pig. Nature. 1962; 193: 293-294.

European Wound Management Association. Position document: hard-to-heal wounds: a holistic approach. London: MEP Ltd; 2018.

Frykberg RG, Driver VR, Carman D, Lucero B, Borris-Hale C, Fylling C et al. Chronic wounds treated with a physiologically relevant concentration of platelet-rich plasma gel: a prospective case series. Ostomy Wound Manage. 2014; 56: 36-44.

Cervelli V, De Angelis B, Lucarini L, Spallone D, Balzani A, Palla L et al. Tissue regeneration in loss of substance on the lower limbs through use of platelet-rich plasma, stem cells from adipose tissue and hyaluronic acid. Adv Skin Wound Care. 2015; 23: 262-272.

Kawase T, Okuda K, Wolff LF, Yoshie H. Platelet-rich plasma-derived fi brin clot formation stimulates co lagen synthesis in periodontal ligament and ostoblastic cells in vitro. J Periodontol. 2013; 74: 858-864.

WMA 2000, Bošnjak 2001, Tyebkhan 2013. [En línea]. [Consultado el 29 de enero de 2019]. URL disponible en: http://www.wma.net/es/30publications/10policies/b3/

Herrera Lázaro C. Insuficiencia venosa crónica en extremidades inferiores. Universidad Internacional de Andalucía. 2017.

Antunez Gil FT, et. al. Tratamiento combinado para úlcera venosa crónica: compresión, escleroterapia de perforantes guiada por ultrasonido e injerto de piel. Revista Mexicana de Angiología. Vol. 36 No. 2. Abril-Junio, 2018. Pp. 45-50.

Yamada FA. Úlceras Venosas. In: Jorge AS, Dantas SRPE. Abordagem Multiprofissional do tratamento de Feridas. São Paulo:Atheneu; 2013. p 247-59.

March García y colaboradores. Exploración y diagnóstico diferencias de las lesiones en extremidad inferior. 6ª Escuela de Verano del Gneaupp. Cuenca – 17 al 20 –Junio—2009.

Fernández Ramajo MA, y colaboradores. Úlcera venosa: tratamiento con matriz de alginato y plata y vendaje multicapa. RSEHER Vol.1 Nº1 2ª época Noviembre 2013.

Oliveira AC, Martinho GH, Nunes AA. Feridas e Curativos. In: Martins AP. Manual de Infecção Hospitalar. Epidemiologia, Prevenção, Controle. 2a ed. CCIH-Hospital das Clínicas-UFMG. Belo Horizonte: MDSI; 2015. p. 325-35

Orosco SS, Martins EAP. Avaliação de feridas: uma descrição para sistematização da assistência. Enfermagem Brasil. Janeiro/Fevereiro 2016; 5(1).

Bellmunt S, García Rospide V, Gómez Medialdea R. Síndrome de hipertensión venosa de EE.II. Epidemiología y factores de riesgo. Anales de Cirugía Cardíaca y Vascular 2015; 11(5):302-324.

Borges EL. Fatores Interferentes no Processo de Cicatrização. In: Borges EL. Feridas; como tratar. Belo Horizonte: COOPMED, 2014. 130p

Oliveira AC, Martinho GH, Nunes AA. Feridas e Curativos. In: Martins AP. Manual de Infecção Hospitalar. Epidemiologia, Prevenção, Controle. 2 a ed. CCIH-Hospital das Clínicas-UFMG. Belo Horizonte: MDSI; 2016. p. 325-35.

Sánchez Consuegra E, Fernández Águila JD, Izaguirre Hernández NZ. Tratamiento de úlcera posflebítica con plasma rico en plaquetas y autoinjerto de piel. Presentación de un caso. Medisur. Vol 15, Num. 3. Junio 2017.

Rodríguez-Zendejas NJ et al. Uso de plasma autólogo rico en plaquetas en úlceras de difícil cicatrización. [Internet] Med Cutan Iber Lat Am 2014; 42 (1-3): 62-64. [Consultado el 29 de enero de 2019]. URL disponible en: https://www.medigraphic.com/medicinacutanea

Tischler M. Platelet rich plasma. The use of autologous growth factors to enhance bone and soft tissue grafts. N Y State Dent J. 2016; 68: 22-24.

Soldevilla JJ, Torra JE. Comprendiendo la terapia compresiva. Documento de Posicionamiento. [En línea]. European Wound Management Association. [Consultado en abril de 2019]. URL Disponible en: http://www.ulceras.net/monográficos/posicionamiento_compresion.pdf.

Pérez FJ, Gutiérrez MT, Lorenzo JR, Domínguez JF, Armario JC, de Castro G. Alternativa al cierre de heridas crónicas mediante injertos de Reverdin y factores de crecimiento en cirugía menor ambulatoria. Gerokomos [revista en Internet]. 2015 [Consultada en abril de 2019]; 26(1): [aprox. 20p]. URL disponible en: http://scielo.isciii.es/scielo.php?script=sci_arttext&pid=S1134-928X2015000100008

Fernández N, Hernández P, Forrellat M. Espectro funcional de las plaquetas: de la hemostasia a la Medicina Regenerativa. Rev Cubana Hematol Inmunol Hemoter [revista en Internet]. 2016 [Consultada en abril de 2019]; 28(3): [apr ox. 22p]. URL disponible en: http://www.bvs.sld.cu/revistas/hih/vol28_3_12/hih02312.htm.

González AI, Fernández N, Forrellat M, Hernández P. Caracterización de los concentrados plaquetarios utilizados en Medicina Regenerativa. Rev Cubana Hematol Inmunol Hemoter [revista en Internet]. 2014 [Consultada en abril de 2019]; 30(2): [aprox. 10p]. URL disponible en: http://scielo.sld.cu/scielo.php?script=sci_arttext&pid=S0864-02892014000200010.

Gámez A, Arteaga JM, Rodríguez CA, Saavedra N, González F, Sanabria J, et. al. Aplicación local del lisado plaquetario en úlceras postflebíticas. Rev Cubana Hematol Inmunol Hemoter [revista en Internet]. 2015 [Consultada en abril de 2019]; 28(4): [aprox. 16p]. URL disponible en: http://www.revhematologia.sld.cu/index.php/hih/article/view/11/13.

Holgado Madruga M, Patricio García V. Actividad del plasma rico en plaquetas en el tratamiento de la úlcera de pie. Trabajo de fin de grado para optar por el Título en Enfermería. Escuela Universitaria de Enfermería y Fisioterapia. Universidad de Salamanca.

**ANEXOS**

**Anexo 1. CONSENTIMIENTO INFORMADO.**

**Resultados del tratamiento con plasma rico en plaquetas en úlceras flebostáticas en pacientes atendidos en el Servicio de Angiología y Cirugía Vascular del Hospital Clínico Quirúrgico "Lucía Íñiguez Landín" de Holguín.**

**Consentimiento informado.**

Yo: ______________________ en mis plenas facultades mentales, habiendo recibido la explicación de todo el proceder que se me va a aplicar durante mi estadía en la sala de Angiología del Hospital Clínico-Quirúrgico de Holguín, estoy de acuerdo en participar en la investigación que tiene como objetivo principal evaluar los resultados del tratamiento con plasma rico en plaquetas en úlceras flebostáticas.

Estoy dispuesto(a) a participar en la Entrevista Clínica requerida en la investigación y permito el uso de la información contenida en mi Historia Clínica por parte de los investigadores. Conozco mediante la explicación de los especialistas en qué consiste el tratamiento, las potenciales complicaciones que este pudiera acarrear, tanto en el momento de la implementación como tiempo después de aplicado el mismo.

Estos resultados tienen fines diagnósticos y de investigación, por lo cual se me darán a conocer personalmente y serán revelados a otros miembros de mi familia u otras personas interesadas en este estudio (si así lo estimo conveniente). Autorizo su utilización en publicaciones y con otros fines investigativos siempre y cuando resulten beneficiosos para el desarrollo de la ciencia y se mantenga sin revelar mi identidad.

He realizado todas las preguntas que consideré necesarias acerca de la investigación, y en caso de que desee aportar algún nuevo dato o recibir más información sobre el estudio o la enfermedad, conozco que puedo dirigirme a: Jefe del proyecto: Dr. Smith Leyva González, Residente de Tercer año en Angiología y Cirugía Vascular.

Estoy conforme con todo lo expuesto y para que así conste firmo a continuación dando mi consentimiento.

Nombre y Apellidos____________________________ Firma_________

Dirección particular__________________________________________

Fecha_______________ Lugar___________________ Hora______

Testigo_____________________________________ Firma_________

Miembro del Proyecto_________________________ Firma__________

**Anexo 2. Planilla de recolección de datos.**

Título: **Resultados del tratamiento con plasma rico en plaquetas en úlceras flebostáticas en pacientes atendidos en el Servicio de Angiología y Cirugía Vascular del Hospital Clínico Quirúrgico "Lucía Íñiguez Landín" de Holguín.**

**Autor**: Dr. Smith Leyva González **No de planilla**:___ **Fecha**:_____

**Datos generales del paciente:**

**Nombre y apellidos:**

**Edad:** **Sexo:** M__F__

**Sala:** **Cama:**

**Peso kg:**

**Hábitos tóxicos:** **Antecedentes patológicos:**

| | | | | | | |
|---|---|---|---|---|---|---|
| Tipo de úlcera: | C1_<br>C2_<br>C3_<br>C4_<br>C5_<br>C6_ | Apósitos semanales: | 1_<br>2_<br>3_<br>4_<br>5_<br>+_ | Tiempo de aplicación en semanas: | 1_<br>2_<br>3_<br>4_<br>5_<br>6_<br>7_<br>+_ | Tiempo transcurrido para reducción de la lesión:<br>__meses |
| Grado de reducción de la lesión: | _0-20%<br>_21-40%<br>_41-60%<br>_61-80%<br>_81-100% | Complicaciones: | _Si<br>_No | Recidiva: | _Si<br>_No | Nuevas lesiones:<br>_Si<br>_No |

**Anexo 3. Criterios del Consejo Científico y Dirección de la Institución médica.**

______________________________________________________________________________
______________________________________________________________________________
______________________________________________________________________________
______________________________________________________________________________
______________________________________________________________________________
______________________________________________________________________________
______________________________________________________________________________
______________________________________________________________________________
______________________________________________________________________________
______________________________________________________________________________
______________________________________________________________________________
______________________________________________________________________________
______________________________________________________________________________
______________________________________________________________________________
_______________________

APROBADO POR:

Director de la Institución:

Fecha: ____/____/________ Firma y cuño: _____________

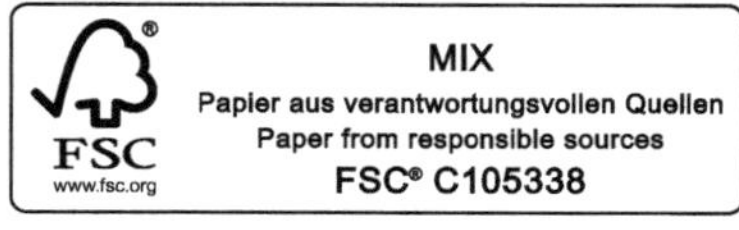


Printed by Books on Demand GmbH, Norderstedt / Germany